UNION

DES

FEMMES DE FRANCE

RECONNUE D'UTILITÉ PUBLIQUE

ASSEMBLÉE GÉNÉRALE 1884

ALLOCUTION DE M. LE PROFESSEUR Dr VERNEUIL. —
RAPPORTS DES COMMISSIONS :
PROPAGANDE DE PARIS, — PROPAGANDE DÉPARTEMENTALE, —
ENSEIGNEMENT, — MATÉRIEL, — PERSONNEL, —
FINANCES

SIÈGE SOCIAL

PARIS

40 bis rue du Faubourg-Poissonnière

UNION
DES
FEMMES DE FRANCE

RECONNUE D'UTILITÉ PUBLIQUE

SECOURS AUX BLESSÉS

ET

MALADES DE L'ARMÉE EN TEMPS DE GUERRE

SECOURS AUX VICTIMES DE DÉSASTRES PUBLICS

ASSEMBLÉE GÉNÉRALE 1884

ALLOCUTION DE M. LE PROFESSEUR Dr VERNEUIL. —
RAPPORTS DES COMMISSIONS :
PROPAGANDE DE PARIS, — PROPAGANDE DÉPARTEMENTALE, —
ENSEIGNEMENT, — MATÉRIEL, — PERSONNEL, —
FINANCES.

SIÈGE SOCIAL :

40 bis, rue du Faubourg-Poissonnière.

SÉANCE GÉNÉRALE ANNUELLE

La séance générale annuelle a eu lieu le 16 mai 1884, à la Mairie du VIIᵉ arrondissement, sous la présidence de M. le docteur Verneuil, professeur à la Faculté de médecine de Paris, membre de l'Académie de médecine.

A ses côtés prennent place au bureau Mᵐᵉ Kœchlin-Schwartz, présidente de l'Union des Femmes de France ; MM. Blaisot et Grenier, membres du Comité consultatif, et les dames présidentes des diverses commissions.

En ouvrant la séance, M. le docteur Verneuil a prononcé l'allocution suivante :

MESDAMES, MESSIEURS,

Il y a longtemps, très longtemps même, les uns disent 4004, les autres 4963 ans avant notre ère, on vit paraître sur la terre une paire d'êtres perfectionnés, tout à fait supérieurs aux animaux déjà connus : l'homme se nommait Adam, la femme se nommait Ève.

Suivant l'ordre qui leur en avait été donné, ils se multiplièrent et commencèrent par avoir deux fils : Caïn et Abel ; à peine ceux-ci avaient vécu quelques années, que l'un s'empressait d'assommer l'autre. Le meurtre est donc aussi ancien que l'humanité. Depuis, les choses n'ont guère changé : la guerre existe toujours, faisant des hécatombes humaines, et les hommes sont toujours en proie à la fureur homicide. Les autres causes de destruction ne manquent pourtant pas et nous n'aurions pas besoin de massacrer nos semblables pour prévenir un encombrement trop grand et trop prochain à la surface de notre globe. Les fléaux suffiraient déjà, tels que le feu et l'eau, les incendies et les inondations, le froid et le chaud excessifs, les tremblements de terre, les volcans et la foudre, les pestes, les typhus, les fièvres, la famine, puis les bêtes féroces qui nous entourent, depuis les plus énormes jusqu'aux plus imperceptibles et jusqu'aux plantes chargées de poison. Les passions mauvaises feraient le reste avec les vices qu'elles engendrent : la cruauté, l'égoïsme, la paresse, l'ignorance, les superstitions, les préjugés, le fanatisme, que sais-je encore ?... Toujours est-il que, devant d'après les lois de la physiologie, vivre 80 ans, comme le chien en vit 12 et le cheval 25, l'homme appartenant aux races élevées, privilégiées par leur culture et leur richesse, arrive tout au plus à une moyenne de 34 ou 35 ans, soit par conséquent 45 à 46 ans de déficit.

Les résignés, les humbles, les misérables, les fatalistes, acceptent cette destinée comme un arrêt du sort; ils sont frappés, ils tombent sans se défendre ni même protester.

D'autres hommes, par bonheur, ont réagi et cherché remède à leurs maux; ils les ont empruntés à trois sources: la philosophie, la science et la charité. Les philosophes, les savants, les charitables, ont commencé par ne tuer personne et par condamner le meurtre sous toutes ses formes; de plus, ils ont enseigné les moyens de conserver la vie, ou de la prolonger, ou de la rendre plus douce à soi et aux autres; croyant au bien, au beau, au bon, au vrai, au juste, ils ont appliqué toutes ces nobles croyances. Sans la philosophie antique, la science plus moderne et la charité éternelle, la race humaine aurait peut-être disparu ou végéterait misérablement à la manière de quelques-uns de ces types qu'on rencontre encore vers les pôles, dans quelques îles, ou au centre des grands continents; en tout cas, elle n'aurait aucune idée de sa destinée, aucune notion de sa perfectibilité morale et physique, aucune espérance d'un avenir meilleur, aucune certitude d'obtenir sur la terre même une somme suffisante de félicité bien acquise.

Il faut le répéter sans cesse aux sceptiques et aux découragés; ces trois choses si simples: la sagesse, le savoir et la bonté qui ont déjà rendu tant de services à l'humanité, sont des sources intarissables de bienfaits toujours plus grands et toujours plus nombreux.

Mais ici, mesdames, l'inexorable histoire me force à placer une remarque, quelque peu fâcheuse pour vous. Vous constituez la moitié du genre humain, peut-être même numériquement l'emportez-vous légèrement. Cependant, quand je cherche le rôle que vous jouez dans la lutte contre la destruction, la force, les fléaux, les passions funestes, je trouve ce rôle bien restreint, sinon tout effacé. Il n'y a guère de femmes philosophes au sens littéral du mot; on peut vous voir, justes, sensées, véridiques, patientes, stoïques, mais rarement votre pensée monte et se fixe jusqu'aux sphères élevées de l'esprit. Les femmes savantes sont rares et mal jugées; on leur jette le blâme et on les poursuit de sarcasmes, comme s'il était inutile ou honteux de meubler son cerveau de choses sérieuses.

Les femmes charitables, j'en conviens, ne se comptent point; dans la vie courante, il n'est guère de jour où elles ne fassent vis-à-vis des leurs ou d'autrui acte de dévouement ou de bienfaisance. Pourtant, cette bonté incessante et inépuisable n'a jamais laissé de trace durable; on a beaucoup disserté sur les femmes grecques et sur les femmes romaines, nul n'a célébré leur compassion pour les misères humaines; même silence pour les femmes du moyen âge, de la renaissance et des siècles qui précèdent le nôtre: est-ce ingratitude, est-ce oubli? Je ne puis le croire, car il a suffi d'un acte de charité vulgaire et d'un pieux mensonge pour faire passer à l'immortalité sainte Elisabeth de Hongrie. A cette sombre époque du moyen âge, la charité s'organise fortement; on fonde des hôpitaux et des hospices; des ordres, des confréries, des congrégations se forment pour assister les pauvres et soigner les malades; de rudes chevaliers quittent la lance et l'épée pour se transformer en infirmiers; partout les hommes sont instigateurs ou propagateurs de cette croisade nouvelle; mais nulle part la femme ne se voit, prenant quelque initiative et inaugurant quelques progrès.

Elle apparaît enfin dans les temps modernes, sous la forme de sœur ou de dame de charité; enchaînée par des vœux, ou sous l'habit laïque, elle se donne et même se prodigue; mais, sans que je songe à lui en faire un crime, elle reste le plus souvent passive et simplement obéissante aux ordres d'un clergé, s'inspirant, d'ordinaire, je le reconnais, de sentiments chrétiens et d'intentions louables.

Partout ailleurs, dans les établissements de bienfaisance, dans les mairies, dans les administrations hospitalières, dans les orphelinats, dans les asiles, là où la société laïque crée des organes de secours et substitue l'assistance à la charité, la femme est absente ou chargée de fonctions subalternes.

C'est l'homme qui commande seul et qui, sans posséder le cœur ingénieux, délicat, perspicace et tendre de la femme, répartit les bienfaits comme il commanderait un bataillon ou dirigerait une exploitation agricole.

Il me semble que dans l'avenir tout cela doit changer; je ne demande pas qu'il y ait plus de femmes philosophes ni plus de femmes savantes (bien que j'imagine que les choses n'en iraient pas plus mal), je n'exige pas même qu'il y ait plus de femmes compatissantes et charitables; je voudrais seulement que leurs efforts, leur bon vouloir et leur intelligence fussent mieux utilisés. Si le genre humain doit dans l'avenir comme dans le passé, et à la façon de la lance d'Achille, blesser et guérir ses membres, on pourrait laisser au sexe fort la tâche de frapper; au vôtre reviendrait la douce mission de parer les coups et de panser les plaies. Mais cette mission vous appartiendrait tout entière et vous l'accompliriez à votre guise sous votre responsabilité et investies de la toute-puissance. En d'autres termes, la charité serait féminine et indépendante.

Sous ce rapport, l'Union des femmes de France réalise déjà un progrès considérable, un grand pas vers l'affranchissement, une sorte de révolution dans la bienfaisance qui peut avoir les conséquences les plus fécondes.

Elle est déjà personne civile, c'est-à-dire libre de ses actes; elle possède un gouvernement démocratique, une charte véritable, des statuts et des règlements; elle possède une présidente comme il en faudrait souhaiter à toutes les républiques et dont je ne parlerai point, de crainte de la contrarier et parce que je ne pourrais dire devant elle ni tout ce que j'en pense ni tout ce que vous en pensez vous-mêmes.

L'Union est munie d'un véritable ministère, avec des comités; lesquels ont des présidentes qui vont vous lire des rapports ne le cédant en rien, je vous l'assure, comme précision, clarté, intérêt et élégance, à ceux qu'on entend dans nos Assemblées parlementaires ou scientifiques; aussi trouverez-vous naturel et juste qu'en votre nom j'adresse des remerciements **au** Comité directeur et à Mmes les secrétaires.

Vous avez, en province, un personnel dévoué qui s'accroît tous les jours.

A Paris, votre enseignement marche à souhait, vos **élèves** sont assidues aux cours et, dans les examens, font preuve d'intelligence et de savoir. La porte des hôpitaux leur ayant été ouverte, non sans peine, elles s'y montrent pleines d'assiduité et de bon vouloir, rivalisant de zèle avec nos meilleurs élèves en médecine et justifiant tous les efforts que l'on a faits pour les introduire au vrai foyer de l'éducation pratique.

Vos professeurs, parmi lesquels je suis heureux de compter un bon nombre d'internes des hôpitaux et même de médecins plus avancés dans la hiérarchie scientifique, montrent toujours le même empressement. Vous trouverez leurs noms dans le compte rendu général de cette année. Je dois cependant une mention spéciale à ceux qui, non contents d'enseigner oralement, ont pris la plume pour écrire un livre spécial qui est votre propriété et qui, sous sa forme élémentaire, renferme cependant des notions très suffisantes à l'instruction primaire des personnes qui soignent les malades. Je nomme bien volontiers, en les félicitant, les auteurs de votre vade-mecum: MM. Boulounié, Dreyfus—Brissac, Hogg, Letulle, Motet.

Ici, à la vérité, l'élément masculin apparait; vous lui empruntez vos professeurs, vos écrivains, comme au début vous aviez requis un comité consultatif composé d'hommes éminents et compétents en diverses branches, comme aujourd'hui vous lui demandez un président d'une heure. Mais il est bien entendu que les rôles étant changés, nous ne sommes que vos simples auxiliaires, le pouvoir et la direction restant entre vos mains.

Ce que l'Union des Femmes de France a fait en trois ans permet de prévoir ce qu'elle accomplira dans la suite, quand elle aura acquis de l'expérience, corrigé quelques défauts, comblé quelques lacunes, quand elle aura surtout prouvé son importance par ses actes et ses bienfaits. Déjà vous êtes sorties de la période de théorie et d'organisation et vous avez réalisé des résultats pratiques.

Deux expéditions lointaines ont été entreprises et menées à bonne fin par nos braves soldats de terre et de mer. Aussitôt vous avez pris l'initiative et fait au Tonkin et à Madagascar des envois divers qui ont été fort bien accueillis ; ce premier essai a si bien réussi que, désormais, l'expérience est faite sur ce point.

Un détail, encore ignoré du public, montrera quel service vous pourriez rendre en cas de calamité publique. Nous avons été assez récemment menacés d'une invasion cholérique et, silencieusement, comme il convenait, votre état-major s'est occupé d'organiser des secours et, discrètement, il a fait appel au dévouement de ses adhérentes et de ses élèves. Or, vingt-cinq femmes se sont offertes sans hésiter pour soigner les cholériques et affronter les dangers immédiats du redoutable fléau.

Nous connaissons les noms et qualités des personnes inscrites : on y compte des femmes du monde, des bourgeoises, des ouvrières, toutes nivelées par la noble égalité du courage, toutes inspirées par l'ardent désir de se dévouer. La quantité et la qualité de cette cohorte si vite réunie nous inspire un légitime orgueil. La bienfaisance française est connue, elle secourt généreusement jusqu'aux infortunes étrangères ; mais nous savons maintenant que, s'il fallait quitter le foyer pour suivre nos soldats ou porter secours aux victimes de grandes catastrophes en quelque point que ce soit de notre territoire continental ou colonial, les femmes de France seraient prêtes à faire la plus sublime et la plus utile exportation, celle de la bienfaisance et de la charité personnelles.

Laissez-moi vous dire, mesdames, quelle éloquente protestation vous opposez, par vos pensées et vos actes à cette littérature écrite en notre langue et qui, pour peindre les coryphées du vice élégant ou sordide, affecte de prendre ses modèles dans la société française ! Quelle réponse vous faites aussi à ces déclamations fausses et niaises, formulées hors de nos frontières contre vos mœurs et vos vertus, à ces calomnies ridicules et surannées dirigées contre la moderne Babylone, comme si les autres capitales n'étaient peuplées que de Lucrèces, de Cornélies et de Pénélopes.

Comme Françaises, dédaignez ces sottises ; comme femmes et comme patriotes, poursuivez votre œuvre et ne vous lassez point ; montrez cette persévérance, cette ténacité qu'on refuse injustement à votre sexe et à notre race ; organisez-vous en silence, sans perdre un jour et sans que votre regard quitte le but un seul instant.

Il ne s'agit point de faire en ce moment de sublimes efforts, ni de prouver à nouveau votre abnégation et votre courage. On sait que l'héroïsme convient aux femmes et qu'elles savent le pratiquer. Je ne parlerai donc ni de Jeanne d'Arc, ni de Jeanne Hachette, ni de nos mères, de nos femmes, de nos filles, de nos sœurs en temps d'épidémie ; je ne rappellerai même pas comment nos Parisiennes si frivoles, si aimables, si aimées, si aimantes, se sont conduites pendant que les Prussiens assiégeaient Paris. Tout cela est du passé, et c'est l'avenir qui nous préoccupe; l'héroïsme est une fièvre, par conséquent quelque chose dont on meurt ou qui doit finir vite : votre action ne doit pas vous détruire et doit surtout gagner sans cesse en étendue et en puissance. Il faut donc froidement vous constituer, former vos cadres, assigner à chacune son poste et sa fonction, être, en un mot, l'armée compacte, nombreuse et surtout disciplinée de la bienfaisance nationale.

Il faut que vous soyez ainsi, afin que, s'il vient à surgir quelque grand fléau, s'il s'allume encore une lutte suprême où l'honneur et l'existence même de la patrie soient en jeu, vous puissiez dire aussi et simplement : « *Nous sommes prêtes* »; afin que, lorsque les hommes lutteront avec la science ou avec le fer, vous combattiez près d'eux avec vos cœurs; afin qu'au jour de la bataille on voit dressé à côté l'un de l'autre deux étendards, l'un, tricolore, tenu par la main robuste d'un homme et sur lequel on lira *Honneur et Patrie*, l'autre, de couleur sombre, en signe de tristesse, que portera le bras faible d'une femme et sur lequel seront gravés deux mots : *France et Charité*.

RAPPORT DE LA PROPAGANDE DE PARIS

MESDAMES,

En vous disant, l'année dernière, combien notre œuvre s'était propagée, avait été comprise et s'était affirmée, j'ajoutais que nous ne nous arrêterions pas là; qu'animées, toutes, de ce sentiment de charité qui fait battre nos cœurs, de ce patriotisme maternel de la femme française, soutenues, guidées par nos illustrations médicales, nous pouvions, nous devions aller plus loin.

Et je vous répétais : Marchons avec courage, avec conviction, avec persuasion; le succès est certain à présent, l'œuvre grandit chaque jour, l'idée devient une, l'Union est désormais fondée.

Eh bien, mesdames, ces phrases vous paraissaient peut-être un peu retentissantes, phrases de rapport, pourriez-vous penser ?

Et cependant nos prévisions étaient tellement au-dessous de la réalité, que je sens aujourd'hui ma parole absolument impuissante pour rendre l'entraînement et l'enthousiasme qui se sont produits cette année pour notre belle et grande idée.

Partout le pressentiment de la charité, du bien à accomplir, a été ressenti.

A Paris, près de trois cents adhésions de plus sont venues donner une impulsion nouvelle à nos efforts. Laissez-moi ici rendre hommage à votre zèle toujours croissant et remercier tout spécialement une de nos collaboratrices, Mme Lebrasseur, qui vraiment a le don de trouver et retrouver toujours de nouvelles recrues.

Mme la générale Grenier, présidente de la Propagande départementale, vous dira quel élan elle a rencontré en province ; et, il faut que je le dise malgré elle, comment résister à son chaleureux et éloquent appel, à une conviction qu'elle sait si bien faire passer dans les âmes ? A Paris, parmi nos moyens de propagande les plus populaires, il faut certainement mettre au premier rang nos cours dans les arrondissements. Notre plus vif désir était de les voir se multiplier. Nos jeunes médecins si dévoués et si infatigables se sont chargés de ce soin.

Honneur à eux! On ne saurait trop louer leur énergie et ce zèle incessant qui leur fait abandonner chaque soir ou famille, ou travail, ou plaisir. C'est beau, et je suis heureuse de le répéter. Grâce à eux, cette science des soins à donner aux malades et aux blessés se répand de plus en plus, et bientôt notre vœu le plus cher sera réalisé. Paris, cette ville des idées grandes et généreuses, sera sous la sauvegarde de la femme de France. Aussi, quand un accident terrible a fait des victimes, des blessés, de la misère au foyer modeste de l'ouvrier, vous n'avez pas pu résister, vous avez été là pour soulager, aider les pauvres femmes qui pleurent, afin qu'elles puissent au moins donner du pain à leurs enfants.

Cité Joly et rue Saint-Denis, votre nom a été béni, et vous y avez apporté, mesdames, le secours qui empêche le désespoir. Mais est-ce tout ?

Pourquoi avons-nous tellement grandi et conquis enfin notre si belle et si haute place ? Une guerre lointaine est survenue: nos enfants de France, bien loin de la patrie, ont eu à souffrir et à combattre, et c'est alors que se sont révélées aux yeux de tous la grandeur et l'utilité de notre œuvre. Ces chers soldats n'ont été soutenus que par l'idée du devoir à accomplir; la charité française s'est incarnée en vous, et vous avez pu leur envoyer, avec le concours éclairé et dévoué de l'administration supérieure, des remèdes, des vivres, des vêtements, toutes ces menues choses qu'une mère inquiète et attentive pensait à leur faire parvenir. Et croyez bien, mesdames, que cela se comprend de tous, et qu'une œuvre est jugée quand elle atteint ce résultat qui attendrit et satisfait le cœur. Rien n'est contagieux dans notre bon pays comme le désir du bien, et la meilleure propagande est bien sa réalisation. C'est ainsi que notre idée de secours à nos chers soldats du Tonkin a été suivie avec l'entraînement et l'enthousiasme dont je vous parlais en commençant, a donné alors à notre œuvre une si grande impulsion et nous a valu enfin la vraie et légitime popularité.

Dès que notre intervention bienfaisante a été connue et sans que nous en ayons fait l'appel, les dons ont afflué de toutes parts et de toutes les bourses. Mme Résal, la directrice des finances, vous en fera l'intéressant et émouvant récit, et, en l'écoutant, vous serez heureuses de constater que cette générosité spontanée et confiante démontre, de la façon la plus touchante, que l'Union des Femmes de France est considérée désormais comme l'intermédiaire le plus naturel entre la nation et notre chère armée.

Le ministère de la marine, qui est entré en relations directes avec nous, qui a facilité notre rôle et qui s'occupe aujourd'hui de tracer les règles de nos rapports avec lui, nous a fait aussi l'honneur de nous reconnaître l'importance d'un grand service public.

N'oublions pas la presse qui, sans distinction d'opinion, n'a cessé de nous recommander à l'attention générale et a été, elle aussi, particulièrement entraînante et généreuse.

Mme la directrice des finances vous dira en chiffres éloquents quel beau résultat a produits ce mouvement national. Mon rôle, à moi, était de vous faire bien comprendre combien ces événements et la part que nous y avons prise avait fait pénétrer au cœur même du pays notre institution si hautement patriotique.

Aussi, mesdames, l'élan est-il donné et notre belle fête s'en est-elle ressentie. Il serait presque inutile d'en faire ressortir l'éclat ; tout le monde a su notre brillant et, je puis ajouter, notre élégant succès. Nous pouvons rivaliser à présent avec les plus belles fêtes de charité. L'honneur, d'ailleurs, en revient à notre vaillante présidente, à Mmes Miot, d'Attanoux, Dislère, qui ont supporté la plus lourde charge de cette organisation et qui ont eu l'attrayante idée de la fête foraine. Elle vous a fourni à vous, mesdames, l'occasion de déployer votre grâce, votre zèle et votre dévouement, et à moi le plaisir de vous en exprimer toute ma reconnaissance de présidente. Merci donc à vous toutes, merci à nos illustres docteurs sans l'aide et l'autorité desquels nous ne pourrions rien être !

Souhaitons que chaque année nous grandisse comme celle-ci: l'Union des Femmes de France deviendra alors universelle.

Je ne puis terminer, mesdames, sans constater une fois de plus avec vous que ce qui fait par-dessus tout le succès de notre œuvre, c'est le sentiment patriotique qui y préside ; et on l'a si bien compris, que les écrivains, les artistes, les compositeurs qui s'inspirent de l'amour de la patrie, ont eu tout naturellement l'idée de nous adresser et de nous dédier leurs ouvrages. Remercions ici M. Henri Specht, qui a donné pour titre « les Femmes de France », à une très belle hymne patriotique, et exprimons toute notre plus vive reconnaissance à M. Joseph Fabre, député, qui vient de faire paraître, en la dédiant « aux Femmes de France », une œuvre des plus intéressantes et des plus touchantes sur Jeanne d'Arc et qui, en retraçant en termes vraiment émouvants le patriotisme de cette femme de France, entre toutes, a bien voulu penser à nous.

Permettez-moi de lui dire, en votre nom, que nous nous associons de tout cœur à sa généreuse initiative et qu'avec lui nous formons le vœu de voir se transformer en fête du patriotisme la fête de la grande héroïne française.

L'Union des Femmes de France aura à cœur d'être la propagatrice la plus fervente de cette grande idée qui doit — et la je laisse parler M. Fabre — « réunir tous les Français hommes et » femmes, républicains et monarchistes, croyants et libre-pen» seurs dans une même communion d'enthousiasme ».

H. VARAMBON.

RAPPORT DE LA PROPAGANDE DÉPARTEMENTALE

MESDAMES,

Entre toutes les raisons qui doivent nous rendre fières d'appartenir à notre cher pays, une des plus sérieuses est sans contredit la certitude que toute idée juste et élevée y germe et y lève à son heure, et que l'indifférence et l'apathie ne sont jamais qu'à la surface dans notre généreuse nation.

Avoir raison, c'est être assuré du succès, et nous pouvons vous répéter aujourd'hui, avec l'autorité que donnent les faits accomplis, ce que nous vous disions déjà l'année dernière : « Nous faire connaître et *comprendre*, c'est nous faire accepter et, plus que cela, mesdames, c'est faire surgir le dévouement qui sait braver tous les obstacles et faire tomber tous les préjugés. »

Après une campagne vraiment aride et plusieurs mois d'une correspondance sans résultats apparents, nous aurions pu nous décourager, sans cette énergique et double foi en la justice et la générosité de la France et en la légitimité et l'importance sacrée de notre œuvre.

Les résultats simultanés et souvent imprévus dont nous avons à vous rendre compte vous prouveront que, si à bon droit nous pouvions nous défier de nous-mêmes, nous avions raison de nous fier à la force d'expansion de notre principe.

Pour reprendre mon rapport là où je l'avais laissé l'année dernière, il faut bien vous avouer que nos prévisions ne se sont pas toujours trouvées justifiées, mais qu'en revanche nombre de conquêtes imprévues se sont merveilleusement réalisées, prouvant une fois de plus que l'esprit souffle où il veut et combien peu il faut se targuer soi-même des succès obtenus, mais en reporter toujours l'honneur à l'œuvre elle-même, qui s'impose, et parce qu'elle répond à une nécessité nationale et parce qu'elle répond au génie maternel. Et ne croyez pas, mesdames, que nous nous laissions aller à une sorte d'humilité fataliste, qui serait la négation de notre mission ! Non, j'ai voulu vous faire entendre une fois de plus quelle serait la radicale impuissance de votre Comité de propagande s'il ne s'appuyait complètement sur tous vos dévouements.

J'en ai une preuve bien heureuse à vous donner aujourd'hui,

en vous annonçant un résultat sans précédent, dû en grande partie à une de nos premières et plus sérieuses adhérentes, Mme Perissé, qui, ayant depuis longtemps vivement intéressé à notre cause M. et Mlle Girard de Toulouse, les avait enrôlés parmi nous, pendant que M. le docteur Bouloumié nous acquérait également les sympathies de MM. les docteurs Audiguier et de Santi.

De là, mesdames, est parti cet immense succès que nous vous annonçons avec une si grande reconnaissance envers ces généreux promoteurs.

Si les femmes n'ont pas, dit-on, le génie d'organisation, elles ont en revanche le feu sacré et savent le communiquer. Aussi, s'associant aux premiers efforts de MM. Alfred Girard, Audiguier et de Santi, sont-elles arrivées en quelques jours à cette large, brillante et rapide organisation de la section de Toulouse.

Le corps médical répondait avec empressement à l'appel de deux médecins distingués qui le conviaient à une œuvre commune, et garantissait ainsi le succès.

De nombreuses démarches personnelles, précédant une conférence très remarquable, faite par M. Girard, devant un public d'élite, avec le plus légitime et unanime succès, amenaient deux cent cinquante adhésions; haute et précieuse récompense pour notre éloquent champion et pour la propagande faite par ces messieurs avec un rare bonheur.

Le docteur Bouloumié faisait le cours d'installation devant deux cents de ces dames; la semaine suivante, M. Caubet, l'éminent directeur de l'École de médecine de Toulouse, ouvrait, avec la double autorité de son caractère et de son grand talent, la série des cours, devant *trois cents femmes de France*, qui, dans cette même séance, nommaient leur conseil d'administration, avec cette largeur de vue que nous ne saurions jamais assez préconiser: nous donnant ce grand exemple de ne tenir compte que des intérêts sacrés pour lesquels elles étaient conviées à se réunir et à se dévouer.

Toulouse compte à cette heure près de quatre cents adhésions; les cours sont suivis par plus de trois cents membres titulaires.

Non content de ce qu'il a obtenu déjà, le Comité d'organisation a voulu faire de Toulouse le groupe central de la section du Sud-Ouest; il s'est déjà assuré des adhérents avec promesse de formation de comités à Brive, Cahors, Agen, Saint-Gaudens, Castres, Narbonne, Perpignan, Carcassonne! Nous pouvons donc saluer cette région qui nous est déjà acquise de cœur et de conviction, et à l'organisation de laquelle travaillent les généreux dévouements dont nous venons de vous donner la mesure.

Que MM. les docteurs Audiguier et de Santi, et M. Alfred

Girard, reçoivent ici le témoignage éclatant de notre admiration et de notre reconnaissance.

Je me suis étendue longuement sur cette heureuse et rapide conquête, j'espère que vous ne vous en plaindrez pas ? Il nous a semblé qu'à côté du légitime hommage rendu, il se trouvait pour nous tous, dans ce récit, un enseignement plein de promesses et d'encouragements.

Bordeaux a subi un temps d'arrêt qui ne sera pas perdu pour le succès final.

L'expérience est là pour nous montrer la toute-puissance du temps pour l'implantation profonde d'une institution nouvelle dans certains milieux où nous avons à faire nos preuves, pour obtenir la confiance à laquelle nous avons droit.

M. le docteur Layet, professeur à la Faculté de médecine, nous a demandé de lui adjoindre, par la délégation de nos pouvoirs, cinq de ses collègues : MM. Arnozan, Boursier, Lefour, Piéchaud, Rondot, Testut, qui, d'accord avec lui, font la plus sérieuse propagande, qui sera couronnée par une conférence publique, faite par M. le docteur Layet le 20 mai.

Nous sommes remplies de reconnaissance envers ces messieurs, qui, malgré leurs occupations absorbantes, se dévouent à notre œuvre, qu'ils consacrent encore par leur haut patronage.

Parlons de Lyon, maintenant, mesdames. Je vous disais, il y a un an, de quel prix cette conquête était pour nous, et de quelles difficultés elle était entourée.

Je vous disais aussi que Mme Million, la femme du député du Rhône, nous donnait tout son concours.

Eh bien, mesdames, ce concours a été le salut ! Grâce à l'influence toute-puissante d'une solide amitié, elle a conquis à notre cause Mme de Leiris, et M. de Leiris, l'avocat aimé et honoré entre tous à Lyon, a bien voulu seconder sa femme et se mettre à la tête du mouvement. Ils ont commencé par la formation d'un comité d'organisation, dont les noms sont choisis dans un complet esprit de concorde et de véritable union parmi les plus sympathiques personnalités.

Nous tenons du reste à votre disposition les feuilles de la province qui vous renseigneront d'une façon plus complète et me permettront de ne pas absorber trop longtemps votre bienveillante attention.

Lyon était évidemment la clef de la province par son titre de seconde ville de France et par sa situation géographique qui lui donne une si manifeste importance dans notre organisation. Aussi, mesdames, je veux vous associer à notre gratitude envers ces généreux promoteurs qui malgré les soins que réclame une nombreuse famille, malgré la plus absorbante des professions, acceptent ce mandat et adoptent notre cause avec un dévouement et une autorité qui ne sauraient être dépassés.

Vous le voyez, mesdames, si notre mission a ses heures de découragement, elle a, certes, et largement, ses compensations dans la rencontre de ces collaborateurs dont nous ne tardons pas à devenir les humbles auxiliaires.

M. le docteur Bouloumié arrive de Lyon; vous savez que son zèle est toujours au service de nos intérêts et, lorsque nous nous sentons au bout de notre tâche, nous arrivons sans efforts à le convaincre que la sienne commence.

Il était appelé, non pour une conférence, mais pour une canserie devant une trentaine de personnes déjà informées de l'œuvre et quelques médecins des plus justement appréciés pour leur talent et leur honorabilité.

L'exposé des nécessités qui s'imposent à l'organisation des secours en rapport avec le contingent des armées nouvelles, et qui est la raison même de notre existence, mesdames, a été le sujet de cette longue conversation, qui a produit le résultat que nous en espérions; en effet, il a su si bien convaincre et entraîner cet auditoire d'élite que la liste du comité provisoire s'est trouvée immédiatement complétée et celles du comité consultatif et du corps enseignant arrêtées. M. Bouloumié ne s'est pas contenté de ces longues heures de conférence, il a employé la journée du lendemain à faire, de concert avec M. de Leiris, toutes les démarches qui pouvaient assurer le succès. Il revient touché, comme je le suis moi-même depuis longtemps, de l'accueil généreux et patriotique qu'il a rencontré et chez M. et Mme de Leiris et dans le public, restreint mais si hautement autorisé, devant lequel il a été doublement heureux de développer une cause qui lui est chère et de la faire triompher.

Le succès est désormais assuré, mesdames, il sera tel que nous le promettent un semblable patronage et la bienveillance déjà éprouvée du corps médical, de la presse et du public, qui sait ne pas se tromper lorsqu'il répond à l'appel de ceux qui ont pris notre cause en main.

Mais ce n'est pas tout, et après les deux jours consacrés à Lyon, j'en avais demandé et obtenu un pour Sens, où Mme Gerst, une Alsacienne, une amie de notre chère présidente (ce qui dit tout, n'est-ce pas, mesdames?), avait, depuis longtemps, admirablement préparé le terrain et obtenu de nombreuses adhésions.

Mais le corps médical a besoin de bonnes raisons pour se rendre; celles de sentiment qui, bien heureusement, nous suffisent, à nous femmes de France, ne leur paraissent pas concluantes; et pour obtenir leur concours, il faut leur démontrer qu'il s'agit d'une œuvre vraiment utile et sérieusement poursuivie.

J'ai donc bien raison de vous dire que là où notre tâche finit, celle du docteur commence; il a eu le bonheur de convaincre ces messieurs, comme ils le seront toujours quand notre œuvre leur sera démontrée avec l'autorité que donne un savoir auquel nous ne pouvons évidemment pas prétendre.

La conférence publique a été faite devant un auditoire très sympathique; MM. les docteurs se sont entendus pour les cours qui vont être organisés immédiatement. En un mot, le Comité de Sens est fondé, et nous adressons la plus cordiale bienvenue à cette nouvelle section de notre grande famille: tous nos remerciements à ses dévoués organisateurs.

A Besançon, comme à Bordeaux, nous avons une période d'incubation plus longue, qui ne nous enlève rien de la certitude de voir cette capitale de la Franche-Comté, si douloureusement devenue frontière, marcher avec nous et se mettre à la tête de l'organisation de toute cette région. C'est dans ce pays-là qu'il s'agit avant tout d'avoir raison et de faire ses preuves, mesdames.

On n'y subit pas d'entraînement, mais le jour où l'on est convaincu, on se donne sans esprit de retour. Notre délégué, M. l'ingénieur Schœndoerffer, encore un Alsacien, encore un ami de notre présidente, m'écrit d'avoir confiance et m'assure que l'été ne s'achèvera pas sans une sérieuse organisation, garantie dès aujourd'hui par les nombreuses adhésions du corps médical.

Niort s'est fortement constitué et a fait des progrès immenses! Il a contribué largement aux envois faits au Tonkin.

Mme Martin-Bastard, la dévouée présidente du Comité niortais, s'est associée à nous dès la première heure, et donne dans l'Ouest un grand et bel exemple sur lequel nous fondons les meilleures espérances.

L'Assemblée générale de la section niortaise a eu la bonne fortune d'entendre un conférencier de grand talent, M. Jeantin, et d'avoir son poète, dont les strophes émues et vibrantes ont apporté jusqu'à nous la chaude inspiration.

Là, comme partout, le corps médical fait notre force, et nous voulons adresser nos remerciements au docteur Puy Le Blanc, qui ouvrait la séance par des paroles qui consacrent une œuvre.

Et me voici arrivée à Rouen! ce Rouen auquel nous attachions un si grand prix et qui nous était si vivement disputé, que nous pûmes croire un moment la partie perdue! Mais Mme Chouillou releva nos espérances en nous offrant de tenter une rapide organisation qui nous permit de nous affirmer section rouennaise.

Ai-je besoin de vous dire que nous acceptions, et que la réussite complète et si rapide qu'a obtenue Mme Chouillou prouve jusqu'à l'évidence ce que je ne cesserai de vous répéter: c'est qu'il suffit d'une conviction solide, unie à une volonté ferme et généreuse, pour triompher de tous les obstacles immenses et *enchevêtrés* à Rouen plus que partout ailleurs.

2

Au lieu de chercher à embrasser du premier coup un cercle considérable, Mme Chouillou a visé à fonder solidement un groupe qui s'étend chaque jour. Deux jeunes docteurs, MM. Huc et Chaboux, se sont adjoints à elle, et vous aurez peine à me croire, mesdames, lorsque je vous dirai qu'en un mois la section était créée et fonctionnait admirablement.

Les cours, faits de la façon la plus intéressante, attiraient un public assidu, et les noms que vous trouverez sur les feuilles rouennaises vous montreront, une fois de plus, quel esprit de concorde préside désormais à notre formation.

Nous avons eu jusqu'ici bien des remerciements à adresser, bien de la gratitude à exprimer; je ne crois pas, mesdames, que nous ayons eu à les ressentir plus vivement, et je voudrais que Mme Chouillou et MM. les docteurs Huc et Chaboux sentissent bien aujourd'hui de quel prix a été pour l'œuvre leur généreux concours.

Mme Cammay Buvignier a formé à Dieppe tous les éléments d'une section : vingt-quatre adhérentes, huit docteurs de la ville, réunis en un mois autour de notre idée, étaient un rare succès dû au plus infatigable dévouement.

M. Frédéric Passy, qui nous fait l'honneur de s'intéresser vivement à nous, a essayé à son tour d'organiser ces précieux éléments en un comité *fonctionnant*. Jusqu'ici, des raisons de famille, pourrions-nous dire, ont paralysé les meilleures bonnes volontés; mais nous savons que là où les convictions sont faites, on ne tarde jamais bien longtemps à passer à l'exécution, et nos adhérents dieppois nous permettront de les compter avec reconnaissance parmi nous à l'état de section... latente... mais assurée.

Dans le Nord, mesdames, nous avons à vous annoncer une grande nouvelle! Le Conseil général nous a accordé une subvention, pour témoigner de l'importance qu'il attache à la formation d'une section du Nord de l'Union des Femmes de France.

-- M. Dervaux, conseiller général du Nord, lisant un des bienveillants articles que le *Temps* nous a consacrés cet hiver, fut frappé par le nom de notre œuvre, — ce nom qui est vraiment notre palladium, mesdames, — et écrivit au *Temps* pour avoir des renseignements; on l'adressa au siège social, de là chez moi, et, grâce à lui, je peux vous parler de cette section du Nord, à laquelle il se consacre avec un entrain et une conviction dont la preuve la plus haute est cette subvention qu'il a sollicitée et obtenue pour nous.

M. Dervaux a établi chez lui un cours suivi par les femmes les plus intelligentes de ses manufactures.

Mme Dervaux fait de la propagande, de son côté; et vous trouverez que nous avons à témoigner, de la façon la plus haute, notre reconnaissance à ce patriotisme ardent et généreux, qui s'est spontanément offert à nous et nous donnera toute une région.

Reims est dans une voie de prospérité sans égale, et a largement et généreusement participé aux envois faits au Tonkin et à Madagascar.

Le Comité, sous la direction de sa présidente, Mme Délius, n'a rien voulu laisser en dehors de son programme, et tout ce qui se fait dans la section de Paris s'exécute à Reims avec le même ensemble. Vous en trouverez l'intéressant détail dans le compte rendu de la seconde assemblée générale, tenue le 30 avril.

Une admirable conférence de M. Frédéric Passy a eu, cet hiver, un succès des plus entraînant, et rapportait plus de 2,000 francs à la caisse de la section rémoise.

L'exemple donné par Reims n'est-il pas fait pour donner confiance aux comités de nouvelle formation ? Quel plus convaincant témoignage de ce qu'on peut accomplir en deux années, grâce à la conviction qu'on travaille véritablement pour la patrie ?

Épinal, prêt à fonctionner l'année dernière, est encore en état d'expectative ! Cette situation ne peut évidemment se prolonger. Nous sommes en instance auprès de Mme Kuntzer pour obtenir qu'elle veuille bien consacrer sa haute expérience, acquise par les immenses services rendus pendant la guerre, e' son ardent patriotisme à l'organisation des précieux éléments qui nous assurent le succès. Nous tenons à remercier vivement les collaborateurs dévoués qui, sans se lasser, ont préparé la réussite que nous osons escompter, et dont une grande part leur reviendra toujours.

Vaucouleurs, un nom qui nous est cher, s'intéresse à notre œuvre et demande à nous connaître.

Belfort nous est revenu et a abandonné son autonomie, grâce à notre bon génie, notre présidente ! Ce n'est pas là une de nos moindres conquêtes, n'est-ce pas, mesdames ?

Toul a constitué son comité : l'impulsion a été donnée par M. le docteur Bancel et M. et Mme Julien Cordier, qui ont apporté à la formation de cette section un dévouement parfait.

Le chiffre actuel des adhérentes, que je ne vous donne pas parce qu'il m'est arrivé incomplet, nous fait juger de l'importance que l'œuvre saura prendre dans ce patriotique milieu.

Lunéville fonctionne sous la direction de Mme Pignatel, nommée Présidente du comité, avec Mme Alfred Spire pour vice-présidente et M. le docteur Job, qui s'est chargé de l'enseignement. Mesdames, j'ai reçu ce matin même la liste des adhérents, 316 !!! Quel commentaire en dirait aussi long que ce chiffre, pour vous dire quel esprit anime le Comité directeur et toute cette noble cité ?

Nancy restera-t-il sourd encore longtemps à notre appel

Là non plus les adhérents ne nous manquent pas, mais jusqu'ici une mise en œuvre a fait défaut. Mesdames, vous vous étonnerez que je passe rapidement sur l'organisation des sections qui nous touchent le plus? C'est lorsque l'âme humaine est fortement émue que le silence s'impose.

Que dire, en effet, de ces villes de l'Est, où le patriotisme est si ardent, si douloureux, qu'une organisation si autorisée, si complète soit-elle, semble inutile devant l'ensemble, l'unanimité du dévouement à la cause commune?

Qu'elles nous laissent pourtant leur exprimer à quel point elles nous honorent, elles qui ont acquis la plus cruelle des expériences, en s'associant à nous. Nous voulons leur dire aussi, n'est-ce pas mesdames? que nous serons dignes des grands exemples que nous en avons reçus, et que cette avant-garde, *sacrée*, par notre douloureux respect doit compter sur nous.

Alger n'est pas resté à l'écart de notre organisation maternelle. Le rapport des finances vous dira de quelle généreuse façon il a participé à nos envois au Tonkin. Mais les difficultés sont grandes, là-bas, si le patriotisme y est vibrant, et la raison première qui milite en notre faveur, s'y fait peut-êtr moins sentir.

En effet, dès que nos soldats sont grièvement blessés ou malades, le grand remède est l'envoi en France ; toucher au sol natal étant le moyen souverain de guérison pour tous les Français.

Mais notre œuvre n'a point pour but unique les soins à donner aux blessés militaires, elle est aussi destinée à mettre les Femmes de France en état de secourir les victimes des épidémies, des désastres publics, et par-dessus tout elle doit donner à chacune de nous l'instruction indispensable pour conjurer ce fléau constant et cruel de la maladie, de la faiblesse au sein de la famille.

Remercions donc avec respect Mme Juillet Saint-Lager d'avoir accepté la présidence de la section d'Alger, qui s'est reformée, resserrée autour d'elle et qu'elle saura animer, vivifier, par la conviction de son âme généreuse.

De 18 adhérents, le groupe algérien est monté, en quatre mois, à 100 Femmes de France, par lesquelles s'étendra à toute notre colonie, le bienfait, bientôt indiscuté, de notre organisation.

Je ne tomberai pas comme je l'ai fait l'année dernière, avec l'entraînement de l'inexpérience, dans la nomenclature de nos espérances! Non, vous savez que tout ce qui est possible, nous le faisons, mais j'espère vous avoir convaincues à jamais que notre véritable puissance réside dans votre propagande personnelle.

C'est une œuvre de bonté que la nôtre, et c'est pourquoi elle répond en vous à ce don suprème des femmes, qui de nos jours cependant est, lui aussi, obligé de suivre la loi du progrès et d'aller..... à l'école, s'il veut porter tous ses fruits.

Quand la fatigue et l'effort qu'exige toute organisation, tout travail; quand le dégoût lui-même vous prendra en face de ces difficultés mesquines et irritantes que toute œuvre humaine traine à sa suite, pesez dans la balance, et les ennuis de l'heure présente et les larmes que vous saurez sécher dans l'avenir, et vous n'hésiterez pas.

Nous sommes profondément unies dans cette volonté, d'arracher à la souffrance tout ce qu'il est possible de lui soustraire, n'est-ce pas, mesdames?

N'oublions donc pas que les champs de bataille ne sont pas les seuls qui nous livrent leurs victimes, et que la vie, elle aussi, est un combat qui nous fournit bien des souffrances à soulager, bien de chères vies à conserver au foyer de la famille.

Travaillons donc ensemble avec le courage que donne la conviction de remplir ainsi un de nos plus impérieux devoirs. Ne nous lassons pas, le champ est vaste, mais à la mesure de votre généreux dévouement, à la mesure de cette *sainte bonté*. mesdames, qui est la source haute et pure d'où découle tout ce que les femmes ont jamais fait de meilleur et de plus héroïque.

EL. GRENIER.

RAPPORT DE L'ENSEIGNEMENT

Nous vous disions, dans les rapports des années précedentes, que l'enseignement était, pour le conseil d'administration, l'objet de la plus grande sollicitude; nous étions convaincues, dès le début, que c'était par lui que notre œuvre devait acquérir sa plus légitime autorité. Cette conviction, nous l'exprimons encore aujourd'hui, elle est de plus en plus profonde, de plus en plus justifiée. Nos zélés professeurs, dont le recrutement s'est notablement augmenté, ont fait des cours dans douze arrondissements, avec une autorité et une ponctualité qui nous ont valu de légitimes succès. Grâce à eux, nous voyons se grouper des auditoires que nous envieraient les plus anciennes Sociétés vouées à l'enseignement public. Nous les en remercions bien sincèrement, et nous leur exprimons aussi toute notre reconnaissance pour le soin si minutieux et l'attention si soutenue qu'ils ont bien voulu porter aux examens subis devant eux par les élèves de première et de deuxième année.

Vous vous rappelez, mesdames, que nos élèves, après une année d'études, subissent, si elles le désirent, un examen qui, passé avec succès, leur donne droit à un certificat d'études; qu'elles sont ensuite admises à faire un stage dans les hôpitaux, après lequel elles peuvent se présenter de nouveau devant un jury pour subir un examen définitif leur donnant, en cas de succès, droit au diplôme d'infirmière-ambulancière de l'Union des Femmes de France.

Tandis que l'année dernière 27 élèves de première année seulement avaient affronté l'examen, 71 l'ont subi cette année; le nombre d'élèves suivant les cours étant d'un millier environ.

Parmi les élèves de première année, l'une d'elles, Mlle Vigo Roussillon, a obtenu la note « parfaitement bien ».

Mme Brunaux-Carnéglia, très bien *pointé*.
Mlles Camille Bohn, très bien *pointé*.
Cécile Mauduit, très bien *pointé*.
Louisa Lambert, très bien *pointé*.

21 élèves ont obtenu la note très bien.
16   —   bien.
15   —   assez bien.
7   —   passable.

5 ont été ajournées comme n'ayant pas fait preuve de connaissances ou d'aptitudes suffisantes pour être admises au stage.

Sont lauréates au concours entre les élèves de première année :

1er Prix..... Mlles Vigo-Roussillon.
2e Prix..... Cécile Mauduit.
1er Accessit. Mme Bruneaux-Carnéglia.
2e Accessit. Mme Martin, Mlles Elisa Mauduit et Lizy Armand.
Mentions ... Mlle Camille Bohn.
— Mme Tabut.
— Mlles Richard.
— Leleu.

Parmi les élèves stagiaires, pour l'obtention du diplôme d'infirmière ambulancière, sont lauréates :

1er Prix..... Mme Juilly, avec la note parfaitement bien.
2e Prix..... Mme Bruneaux-Carnéglia et Mlle Lyon, avec la note extrêmement bien.
Accessit. ... Mlle Camille Bohn, très bien.
1re Mention. Mme Bachimont, très bien.
2e Mention. Mlles Cayrol, très bien.
— Chalamet, très bien.

Viennent ensuite avec la mention bien :
Mmes Dutilleul.
Goby.
Laget.
Mlle Aulier.
Mmes Didier.
Poggi.
Zamet.

Une remarque pleine d'intérêt a été faite par les examinateurs; je tiens à vous la transmettre parce qu'elle prouve l'utilité incontestable de notre enseignement, c'est la faiblesse relative des réponses faites par quelques gardes-malades de profession, exerçant depuis plusieurs années et n'ayant pas préalablement suivi les cours.

Dans divers arrondissements, des hommes ont assisté aux cours avec assiduité; ils nous ont demandé s'ils pouvaient passer un examen et obtenir un certificat d'études.

La commission d'enseignement a émis l'avis qu'il y avait lieu d'encourager leur zèle, et les a autorisés à se présenter devant le jury, après, cependant, avoir suivi quelques leçons sur le service des brancardiers et les secours à donner aux blessés sur les champs de bataille.

C'est, en effet, au lieu même du combat qu'est la place des hommes, comme celle des femmes est dans les hôpitaux. Pour nous, qui n'avons à pourvoir qu'à un personnel hospitalier et qui ne poursuivons pas d'autre but, nous sommes heureuses de penser que nous pouvons, en dehors de notre recrutement, aider à celui des Sociétés qui fonctionnent parallèlement à nous, et en particulier à notre aînée la Société de la Croix-Rouge, qui est spécialement appelée à assister le service de santé militaire aux ambulances de seconde ligne et d'évacuation.

Nos professeurs ont bien voulu se charger de donner à ces hommes de bonne volonté le complément d'instruction qui leur est nécessaire pour remplir, le moment venu et suivant les circonstances, les fonctions de brancardiers ou d'infirmiers.

Depuis l'an dernier, un progrès considérable a été réalisé dans notre enseignement. Un manuel, résumant tous les cours professés par les membres de notre corps enseignant, a été publié et a pu, dès le mois de février, être mis entre les mains de nos élèves. Les réponses faites aux examens ont prouvé l'utilité de ce livre, qui est aussitôt devenu le « vade mecum » de toutes nos infirmières-ambulancières.

Nous ne citerons pas les noms de ceux de nos professeurs qui ont plus particulièrement collaboré à la rédaction du manuel, puisque d'eux-mêmes ils ont préféré garder l'anonyme et signer du nom de tous un ouvrage si utile à notre œuvre. Nous ne pouvons cependant pas passer sous silence l'éditeur M. Masson, dont le généreux concours nous a permis de réaliser notre programme, avec les ressources qu'une bonté toujours inépuisable avait mises à la disposition de l'Union.

Nous devons aussi adresser nos vifs remerciements à l'artiste éminent, M. Monchablon, dont le crayon, si fin et patriotique à la fois, a su faire une œuvre d'art du diplôme à délivrer aux infirmières-ambulancières.

Enfin, le Conseil d'administration désire (et nous sommes heureuse d'être son interprète) remercier tout spécialement messieurs les docteurs membres de la commission de l'enseignement, dont le dévouement et la modestie marchent de pair. Grâce aux services éminents qu'ils rendent à notre chère Société, grâce à eux, et par eux, nos progrès s'accentuent chaque jour; mais avec ces progrès grandit aussi notre reconnaissance pour ces savants si distingués, ces travailleurs infatigables, dont le concours et la direction ont pu seuls nous permettre de triompher des difficultés de notre tâche.

P. DISLÈRE.

RAPPORT DE LA COMMISSION DU MATÉRIEL

*Madame Lebrasseur, vice-présidente de la Propagande départemen-
tale, déléguée par Madame Camille Miot, présidente.*

MESDAMES,

Le mauvais état de santé de la présidente du matériel l'a
empêchée de vous fournir son rapport annuel.

Cette nouvelle nous étant arrivée au dernier instant, j'ai été
chargée à l'improviste de suppléer autant que possible à la
lacune que l'absence de Mme Miot va nous laisser.

Je ne remplirai assurément pas sa tâche avec autant d'autorité et de capacité qu'elle; l'assemblée voudra donc bien être
indulgente pour le rapport que j'ai sommairement dressé sur
cette commission du matériel, une des plus importantes de
notre œuvre.

En effet, si les cotisations en argent commencent à affluer à
nous, si les dons en nature ont, pour parvenir à nos soldats
du Tonkin, trouvé le chemin de notre œuvre, il ne faut pas
oublier que la constitution d'un grand matériel sur le papier
doit être un de nos objectifs principaux. Pour découvrir les
bonnes volontés, les utiliser et les rendre efficaces, il faut les
provoquer d'abord, les inciter à se montrer ensuite, puis, classer
et prendre *l'adresse* des personnes disposées à contribuer au
matériel. Cette partie du programme a été facilitée par l'adjonc-
tion d'un nouveau bulletin spécial, annexé à notre circulaire de
propagande. Je vais vous le montrer et vous le lire:

ADHÉSION A LA FORMATION DU MATÉRIEL DE L'UNION DES FEMMES DE FRANCE

Pour éviter, en même temps que des dépenses anticipées, l'encombrement d'un matériel sujet à se détériorer, il a été décidé qu'on demanderait aux adhérentes et aux donateurs de vouloir bien pourvoir aux nécessités d'une rapide organisation, par l'adhésion écrite ci-dessous. Ils s'engagent à fournir, en cas de formation d'ambulances locales, les objets dont ils voudront disposer, tels que :

Local pour tant de lits.—Lits complets.—Objets de literie.—Linge de service.—Linge de pansement.— Objets mobiliers.—Denrées alimentaires.—Médicaments.—Chauffage, éclairage, etc.

UNION DES FEMMES DE FRANCE

SECOURS AUX BLESSÉS ET MALADES DE L'ARMÉE EN TEMPS DE GUERRE
ET AUX VICTIMES DES DÉSASTRES PUBLICS

Je consens à contribuer en cas de guerre ou de désastre public à la constitution du matériel de l'UNION DES FEMMES DE FRANCE en mettant à sa disposition aussitôt qu'elle en aura besoin (tel ou tel des objets ci-dessus) :

Signature et adresse :

De la part d

Il n'est pas toujours facile de faire comprendre aux nouveaux membres toute l'importance de leur adhésion à cette constitution du matériel. Ils s'écrient souvent qu'au cas de besoin tous les bons Français seront heureux de mettre à la disposition des blessés ou des malades, soit des lits, soit des locaux ou n'importe quel objet de matériel.

Nous ne doutons pas de leur assertion, mais, comme le docteur Trélat l'a si judicieusement dit l'an passé, il ne suffit pas d'avoir de bonnes et charitables intentions, il faut qu'on sache où les trouver, pour les utiliser en temps et lieu, et qu'on connaisse bien, à un moment pressé, l'endroit exact où se trouvent les ressources.

Or, ce n'est pas au dernier instant qu'on se peut mettre à quêter et organiser un matériel. C'est à l'avance qu'il faut savoir où sont les locaux mis à notre disposition pour y établir des ambulances ; où trouver les lits, le linge, les denrées, en un mot, le matériel nécessité par le but que les Femmes de France se proposent. Les premiers bulletins qui ont été distribués ont trouvé de l'écho, et un premier noyau de promesses de matériel nous est acquis. Je ne puis pas dire que le chiffre en soit considérable. Ce mode de recrutement est encore nouveau, et n'est pas connu de tout le monde.

J'engage les personnes présentes à en prendre connaissance et à faire de la propagande en ce sens auprès de leurs amis, qui, participant souvent à un grand nombre d'œuvres, préfèrent au lieu de donner une cotisation annuelle, réserver une offrande de matériel pour un moment de désastre public, guerre ou épidémie.

D'autres personnes auxquelles leurs moyens ou leur générosité le permettent, n'hésiteront pas à s'inscrire sur le bulletin de cotisation en argent comme sur celui de promesses de dons en nature.

L'objet final des deux bulletins est le même : le soulagement de nos enfants.

Parmi les premières promesses qui nous ont été faites, je vois en tête M. le docteur Meyer, à Paris, qui s'engage au cas de besoin, à mettre à notre disposition sa clinique et dix des lits qu'elle renferme. J'ai bon espoir que son exemple sera suivi. Mme Pauline Dervaux, à Condé (Nord), matériel, local, médicaments, denrées alimentaires et chauffage pour dix blessés. Dix autres lits nous ont été promis par une de nos adhérentes, Mme Cendré, qui déjà nous donne une cotisation annuelle de 100 francs. Puis viennent des adhésions à six lits complets, à deux lits, à un lit, à des locaux, à six paires de draps, à du linge de pansement, des conserves alimentaires, du bois de chauffage, etc., etc.

Je supplie les cœurs généreux de Paris et de la province qui, pendant la dernière guerre, ont organisé des ambulances ou des secours quelconques, de se faire connaître de nous, pour

que nous puissions, ce qui est indispensable, je le répète
encore, savoir, le cas échéant, où l'on peut soigner les malades
et les blessés, que, sans ces notions préalables, j'ai vu parfois
diriger péniblement sur des points éloignés, alors qu'on
passait, sans le savoir, à côté de bonnes volontés ignorées.

Je vous dirai peu de chose sur le mouvement de notre
matériel, à Paris. Nous avons cependant introduit, dans le
mobilier de nos cours publics, quelques améliorations.
Nous avons acheté plusieurs objets tels que: lampes, bureaux,
casiers, etc.

Quant à notre stock de linge de pansement, il a été envoyé
presque entièrement au Tonkin et à Madagascar. C'est d'ailleurs,
vous le savez, mesdames, la moindre de nos préoccupations
que celle de pouvoir montrer un bel étalage de linge toujours
insuffisant ou déjà altéré, lorsqu'il est emmagasiné depuis longtemps, et que vient le moment de le mettre en service.

Nous connaissons du reste assez le zèle de nos auxiliaires
pour savoir qu'elles ne tarderont pas à nous apporter de nouveau
leur travail, et que nos magasins seront bientôt suffisamment
organisés et préparés à toutes éventualités, grâce à leur
précieux concours.

La présidente des finances, Mme Résal, vous a raconté,
comme elle le sait si bien faire, avec quel admirable ensemble
s'étaient réunis entre nos mains l'obole du pauvre et le présent
généreux du riche, le don du prêtre et celui du facteur rural,
la cotisation des familles et celle de la jeunesse en fête; tout
cela sans distinction de culte, ni d'opinion politique, tout esprit
de parti s'effaçant, Dieu merci forcement! devant l'intérêt
supérieur que nous inspirent nos enfants.

Je vais vous dire à mon tour, comment et en quoi nous avons
transformé en matériel pour nos soldats des colonies l'argent
qu'on nous a donné à leur intention et ce que nous leur avons
expédié.

Les Femmes de France ont été les premières à songer à
faire parvenir aux malades et aux blessés de notre armée colo-
niale des secours en nature.

Nos comités de province ont été d'un élan admirable. Les uns
les autres se sont excités à l'envi. Aussitôt que le comité de
Paris a eu voté les premiers fonds d'envoi au Tonkin, Reims a
donné le signal par le don de cent couvertures de laine qui ont
été jointes à notre premier envoi; Niort a envoyé 100 francs et
des ceintures de flanelle; Belfort, une somme de 150 fr.; Alger,
500 francs; Reims de nouveau et en plusieurs fois, nous a
adressé 189 chemises de laine, 122 gilets de flanelle, 60 ceintures
et en tout 156 couvertures, plus 400 francs d'argent.

D'innombrables Sociétés de tir, de gymnastique, de choré-
graphie, d'orphéons nous ont apporté de l'argent. Il me faudrait
trop longtemps pour vous les énumérer ainsi que les parti-

culiers qui nous ont adressé des médicaments, des lainages, des livres et des jeux divers.

La liste des donateurs sera imprimée dans l'annuaire qui leur sera distribué. Les journaux ont d'ailleurs publié en partie leurs noms, et nous envoyons à tous ces bienfaiteurs l'expression de nos chaleureux remerciements.

Nous n'avons pas transformé leur argent en matériel choisi au hasard. Nous nous sommes sagement renseignées auprès de gens compétents, auprès d'hommes qui ont fait des campagnes lointaines et qui connaissent les besoins de nos soldats.

Le docteur Bouloumié, ancien médecin militaire, avec son inépuisable bonne volonté et sa connaissance pratique de ces choses, nous a bien utilement dirigées en nous mettant en rapport avec le ministère de la marine, et particulièrement en relation avec M. Herbert, officier d'ordonnance du ministre, grâce à l'obligeance duquel bien des difficultés nous ont été aplanies.

Le docteur Bouloumié nous a précieusement renseignées par les informations qu'il a prises auprès de MM. les officiers et de MM. les médecins les plus distingués, attachés au ministère de la marine; M. le docteur Rochard, inspecteur général du service de santé de la marine; M. le docteur Le Roy de Méricourt, médecin en chef de la marine; M. le docteur Rey, médecin en chef de la marine au Tonkin; M. le docteur Driout, chef des ambulances du corps expéditionnaire au Tonkin; tels sont les hommes distingués et compétents d'après l'avis desquels nous avons expédié au Tonkin comme à Madagascar des centaines de chemises, de ceintures et de couvertures de laine, des caisses de secours de plusieurs grandeurs, des pochettes de pansement, du vin de Banyuls, du fer quinium, du vin de Bugeaud, du vin de quinquina, des produits pharmaceutiques de toutes sortes, de la ouate, du linge de pansement, des livres, des jeux, des pipes et du tabac.

Ces deux derniers articles n'ont pas été achetés sans être vivement discutés. Dans une société de femmes il n'était pas étonnant de trouver une certaine résistance à l'acquisition d'une denrée dont nous sommes bien peu partisans, jamais consommatrices et rarement amies: mais devant l'insistance de nos conseillers, le plaisir, la distraction, la consolation qu'on nous a dit que le tabac doit apporter aux convalescents, nous avons cédé, et le ministre nous a levé les droits sur le tabac envoyé à nos soldats.

Et maintenant, qu'ils se rassurent ceux qui craignent que nos envois ne soient pas bien parvenus à destination; voici un fragment d'une lettre de la générale Bouët, femme du commandant supérieur des troupes de Cochinchine, qu'elle a adressée de Saïgon à notre présidente, à la date du 8 mars :

MADAME,

« Le colonel Dujardin a bien voulu, sur notre demande, se charger de surveiller l'arrivée de vos colis.

» Pendant le court séjour que mon mari a fait au Tonkin, il a reçu un de vos envois et en a été bien heureux ; au début de la campagne surtout, vos expéditions pour ces malheureux ont été les bienvenues, et le général vous adresse tous ses remerciements.»

Quant à l'emploi de notre solde en caisse, le docteur Rochard nous a conseillé d'attendre les renseignements qui nous seront donnés par les lettres officielles que nous devons recevoir prochainement.

Je ne finirai pas, Mesdames, sans vous prier, de nouveau, de prendre connaissance de notre bulletin d'adhésion à la constitution du matériel nécessaire pour organiser rapidement au besoin, *les secours sur place*, ceux qui font l'objet le plus spécial de notre œuvre.

J'ose espérer que chacune de vous aujourd'hui même laissera sa promesse signée qu'elle voudra bien remettre à l'une d'entre nous ou à notre active secrétaire, Mme Marulaz.

G. LEBRASSEUR

RAPPORT DU PERSONNEL

Mesdames,

Nous vous disions, l'an passé, que votre commission du personnel n'avait pas eu jusqu'alors fort à faire. Il n'en va plus de même aujourd'hui. Notre personnel s'accroît avec une rapidité inespérée, et les chiffres que l'on vient de vous citer dans le rapport sur l'enseignement nous annoncent, pour l'avenir, des occupations de plus en plus nombreuses.

En effet, parmi les femmes qui suivent nos cours, absolument ouverts à tous, il en est à coup sûr qui sont amenées, les unes par un simple intérêt de curiosité, les autres par le désir d'acquérir des connaissances qu'elles comptent n'utiliser que dans la famille ; mais beaucoup nous sont venues aussi avec l'intention bien arrêtée de s'enrôler dans ce corps d'infirmières-ambulancières que vous avez à cœur d'organiser.

Nous avons pensé, mesdames, qu'il fallait donner à cette intention l'occasion de se manifester d'une façon précise ; des assurances vagues de bonne volonté et de dévouement, d'ailleurs précieuses à recueillir, seraient insuffisantes pour nous, qui voulons avoir un personnel toujours prêt à mobiliser.

Nous avons donc réuni, l'été dernier, toutes les élèves qui avaient obtenu le certificat d'étude, pour savoir quelles étaient celles d'entre elles qui avaient assez la libre disposition d'elles-mêmes pour s'engager à faire un service actif en temps de guerre. Près des deux tiers se sont fait inscrire sur la liste de nos ambulancières.

Depuis cette réunion, les circonstances nous ont permis de constater qu'il ne s'agissait pas seulement, pour nos élèves, d'une promesse de dévouement à longue échéance, mais qu'elles étaient, dès à présent, prêtes à payer de leur personne.

Lors des menaces d'invasion du choléra, Mme Kœchlin-Schwartz a fait appel à nos engagées volontaires ; *vingt-sept* ont offert de venir se grouper autour de leur présidente pour desservir l'ambulance que se proposait d'organiser, le cas échéant, le maire du huitième arrondissement. En voici la liste, où des noms de femmes du monde se mêlent à ceux des plus modestes ouvrières :

Mmes Aulier.
      Bachimont.
      Chevalley.
      Christin.
      Colas.
      Didiot.
      Deblois.
      Dumont.
      Dutilleul.
      Genevois.
      Goby.
      la générale Grenier.
      Hallet
      Juilly.
      Kœchlin-Schwartz.
      Lambert.
      Lemaître.
      Leveillé.
      Lory.
      Lyon.
      Mathey.
      Michel.
      Terris.
      Warroquier.
      Zamet.

Cette année, comme en 1883, nous avons réuni, à la suite des examens, les élèves qui venaient d'obtenir le certificat d'études; leur zèle ne s'est pas montré moindre que celui des élèves de l'année passée. Le chiffre des personnes ayant pris l'engagement de se mettre à notre disposition, comme ambulancières en temps de guerre, s'élève aujourd'hui à soixante-neuf, sans compter beaucoup de membres de la Société.

Mais votre Société ne considère les études, constatées par le certificat, que comme une sorte d'introduction aux études d'infirmière proprement dites, c'est-à-dire à la pratique auprès des malades. Aussi, avons-nous dû prévenir les personnes portées sur nos listes que leur inscription ne deviendrait définitive que par le stage dans les hôpitaux et l'obtention du diplôme. A la suite de cette observation, beaucoup d'élèves, qui comptaient faire le stage dans un avenir plus ou moins éloigné, ont demandé à y être admises pendant le cours de cette année, afin de se présenter dès 1885 pour le second examen.

Vous le voyez, mesdames, nos registres se garnissent.

Toutefois, une suite de noms alignés sur ces registres aurait pour nous peu de valeur, si nous ne connaissions personnellement les femmes qui viennent prendre rang parmi nous. A ce point de vue, la présence d'un membre de la commission, aux cours du soir, nous a permis d'obtenir déjà quelque résultat.

Ainsi que nous l'annoncions l'année dernière, la commission du personnel s'est fait représenter dans les arrondissements par une déléguée chargée de veiller à l'exacte fréquentation des cours, de se mettre en rapport direct avec les élèves et de seconder les professeurs, là où ils en témoigneraient le désir, pour les démonstrations pratiques de pansement.

Malheureusement nous n'étions pas en nombre pour pourvoir tous les arrondissements. Dans deux d'entre eux, et des plus intéressants, le dixième et le onzième, ce service n'a pu être régulièrement organisé cette année; nous aurions eu même plus de lacunes à regretter si Mme Kœchlin-Schwartz, activement secondée par Mme Chevalley et Mme Dutilleul, déjà fort absorbées pourtant par leurs fonctions de présidente et de vice-présidente, n'avaient bien voulu se charger de la surveillance dans le huitième et le deuxième arrondissement.

Mmes Cammay-Buvignier, Cayrol, Hallet, Lejeune, Quatesous, Seignobos, se sont occupées avec persévérance des autres arrondissements, encourageant à l'exactitude, par leur propre exemple, poussant les élèves à travailler dans l'intervalle des leçons, et engageant les plus timides à ne point se laisser effrayer par l'épreuve de l'examen.

Nous croyons, mesdames, avoir fait un peu de bien et avancé l'œuvre de votre Société, par les excellents rapports que nous avons ainsi établis entre le personnel et nous.

Quoi qu'il en soit, ces rapports ne nous ont donné que de la satisfaction. Il y a plaisir à voir le zèle de nos élèves.

La plupart n'ont guère de loisir, absorbées qu'elles sont par leur labeur quotidien. Cependant presque toutes ont été persévérantes et n'ont pas hésité à faire, pendant toute la durée des cours, le sacrifice de leurs deux soirées par semaine. Là où nos dames ont pu leur offrir quelques répétitions, entre le moment où les cours se sont terminés et celui de l'examen, elles ont répondu avec empressement à l'appel.

Mais ce qui nous a touchées plus encore que ce concours, en quelque sorte matériel, c'est la vaillance avec laquelle beaucoup de nos élèves ont abordé des études si nouvelles pour elles. Quel que soit le soin apporté par nos professeurs à se mettre à notre portée, il y a parfois pour nous une difficulté réelle à les suivre sur un terrain complètement inconnu; les termes scientifiques même, si sobrement qu'on en fasse emploi, suffiraient à constituer un obstacle; bien des notions préparatoires font aussi défaut chez un grand nombre d'entre nous. Eh bien, si ces difficultés ont été ressenties par nos élèves, elles n'en n'ont rebuté aucune. A peu près partout on a bien travaillé, d'une façon intelligente et personnelle. Le manuel, si impatiemment attendu, est devenu le livre de chevet de nos futures infirmières, et j'en sais plus d'une, parmi elles, qui s'est souvent privée d'une distraction après sa journée de travail, pour l'étudier consciencieusement en vue de l'examen.

Avec de pareilles dispositions, nous avons bon espoir de former un groupe d'ambulancières sérieusement instruites, et d'autant moins portées à sortir de leur domaine, qu'on aura pris soin de leur faire mieux connaître les difficultés de la tâche strictement définie qui leur incombe. Quant à l'habileté, qui ne s'acquiert que par la pratique, c'est surtout le stage dans les hôpitaux qui peut la développer chez nos élèves.

Mais jusqu'à présent, il faut l'avouer, nous avions un peu craint que le manque de temps ne forçât un trop grand nombre à renoncer au profit de cet inappréciable apprentissage. La récente réunion du personnel a beaucoup diminué nos appréhensions à cet égard. Nous avons des demandes d'inscription même pour le mois de février de l'année prochaine, et il est à prévoir qu'il deviendra nécessaire de demander à la direction de l'Assistance publique l'entrée de nouveaux services pour nos stagiaires.

Dès cette année, elles se sont régulièrement succédé à la Pitié, à Necker, à Lariboisière et à Beaujon; plusieurs se disposent à faire un second stage, et les chefs de service s'accordent en général à rendre un excellent témoignage aux élèves de l'Union qu'ils ont bien voulu admettre.

Il nous resterait, mesdames, à vous entretenir des gardes-malades de profession qui se recommandent à votre Société. Mais nous avons déjà peut-être excédé les limites qu'il aurait été bon de nous fixer. Nous nous bornerons donc à vous dire que, sur ce point aussi, nous avons obtenu des résultats satisfaisants; s'ils ne sont pas encore plus considérables, au moins quant au nombre des personnes inscrites, la cause en est au soin scrupuleux qu'il est indispensable d'apporter dans le choix des gardes-malades, qui pourraient se réclamer de votre patronage. Tout en nous occupant avec activité d'une question si particulièrement intéressante, nous avons cru rester fidèles à votre pensée en y apportant une grande prudence. Cette prudence peut ralentir notre marche sur ce terrain, mais nous avons la confiance qu'elle n'empêchera point le succès dont elle nous semble, au contraire, la condition essentielle.

E. CHALAMET.

RAPPORT DES FINANCES

Mesdames,

Pendant les deux premières années d'existence de l'Union, le rapport annuel de votre directrice des finances n'a porté que sur des dépenses d'organisation, d'entretien, de propagande et d'instruction. Dépenses, pour ainsi dire, vitales et préparatoires. Cette année nous voici entrées dans la vie active, nous commençons à remplir le but pour lequel nous nous sommes réunies, et le résultat de cette première tentative est tellement frappant, que je vous demande la permission de vous en faire l'historique complet.

Le 12 février dernier, votre Conseil d'administration a été appelé à délibérer sur la question de savoir s'il fallait envoyer des secours au Tonkin. La majorité s'étant prononcée pour l'affirmative, on a voté la somme de 2,000 fr., à dépenser en objets utiles aux blessés et aux malades, et à envoyer à destination par les soins du ministre de la marine.

Il faut croire à la contagion de la charité ; quand on a vu l'effet produit par ce vote, à peine était-il émis que les dons pour le Tonkin nous arrivaient de toute part: argent, linge, provisions, suivis d'adhésions nouvelles, témoignage précieux d'encouragement.

Un signe caractéristique de cet élan généreux, c'est que personne n'y a cherché une satisfaction de vanité, presque tous les dons ont été anonymes, faits en commun, inspirés par la charité et le patriotisme.

On remplirait un livre d'or des lettres reçues à cette occasion et des mille petites scènes qui montrent à quel sentiment obéissaient ceux qui nous ont envoyé leur obole.

Une vieille femme et sa fille, panier au bras, apportaient un paquet de charpie et cinq francs, l'économie d'un mois peut-être et le travail de dix soirées, et quand on leur demandait en les remerciant si elles avaient quelqu'un de cher là-bas, parents ou amis, elles répondaient simplement que non, mais qu'elles avaient pensé à ces pauvres jeunes Français, malades si loin.

Puis, des enfants donnant leurs sous de poche ; le bataillon scolaire d'un village s'imposant à dix francs par mois, c'est le caporal de douze ans qui fait l'envoi.

Je cite ces traits parce que je les trouve touchants ; mais notre reconnaissance est acquise au même titre à tous ceux qui ont pris part à ce généreux concours, petits ou grands, riches ou pauvres, et je vous demande la permission de les remercier ici en votre nom.

Le total atteint est éloquent. Nous avons reçu jusqu'à présent pour les blessés et malades du Tonkin et de Madagascar, la somme de 23,935 fr. 10, et ce n'est pas fini, chaque jour il nous arrive encore de nouveaux dons ; maintenant qu'on connaît le chemin de notre maison, maintenant qu'on sait de quelle façon les secours sont employés, le courant établi par nous entre ceux qui souffrent et ceux qui compatissent ne s'arrêtera qu'avec le fléau, la guerre.

Nos comités de Reims, de Belfort, de Niort et d'Alger nous ont envoyé spontanément et dès le début leurs cotisations. La part la plus active a été prise dans cette souscription volontaire par le *Petit Journal ;* il a recueilli à lui seul une somme importante, indice touchant du concours des petites bourses à notre œuvre.

Des journaux de province, des sociétés de toutes sortes, des réunions d'employés, d'ouvriers, de conscrits, des théâtres nous ont envoyé leurs offrandes. Vous trouverez tous leurs noms dans l'annuaire de 1884.

Parmi les cotisations personnelles, je trouve des rapprochements charmants. Le hasard a mis la souscription de dix francs d'un brigadier d'artillerie de marine à côté de celle de cent francs d'un général, celle de M. le curé de la Tour entre une somme envoyée par le ministre de la marine et l'offrande d'une fillette qui envoie trois francs de sa bourse d'écolière ; le denier d'un anonyme (en deuil) vient à quelques lignes de distance du produit d'une cavalcade.

N'est-ce pas une belle réponse aux pessimistes qui disent que l'égoïsme est le fléau du siècle, quand on voit la charité émouvoir ainsi les cœurs, à tous les degrés de l'échelle sociale. jeunes, vieux, dans la joie ou dans le chagrin, il ne faut pas désespérer de l'humanité.

Les envois au Tonkin se sont composés, outre les objets dont le détail vous a été donné par votre directrice du matériel, de sommes importantes, remises aux chirurgiens, militaires et dont ils se sont chargés de faire l'emploi nécessaire, au moment le plus opportun.

Après ce compte rendu du début de la vie active de notre Société, d'un intérêt si puissant pour nous, je vais vous exposer le tableau de notre budget ordinaire pour 1883-1884.

Les comptes de la fête donnée l'an dernier n'étant pas encore terminés lors de notre dernière assemblée générale, je n'avais pas pu vous en annoncer exactement le résultat ; je le ferai aujourd'hui afin qu'en le comparant à celui de la fête de cette année vous puissiez, là encore, voir la progression croissante de notre prospérité.

L'an dernier le bénéfice net tous frais payés a été de 6,140 fr.

Cette année ce que nous avons recueilli jusqu'à ce jour (sans tenir compte d'un nombre important de billets dont le prix reste encore à toucher) monte à 22,216 fr. 25 Voici maintenant les comptes généraux de la Société.

Je vous dirai d'abord quelques mots à propos de ce manuel dont vous a parlé la directrice de l'enseignement: votre généreuse Présidente ne voulant pas que l'Union grevât son budget d'une somme aussi forte que celle qui était nécessaire pour le faire imprimer, a trouvé un moyen très pratique de de nous le faire publier pour rien, c'est d'en payer l'éditeur de sa propre bourse. Voilà de ces procédés économiques dont tout le monde ne sait pas s'aviser.

Les cotisations de l'année nous ont fourni Fr..   13.451 40 toujours comptées, déduction faite des frais de perception et avec l'appoint du petit intérêt que nous donne le Crédit lyonnais.

Les dons..	3.671 »
Les bénéfices, vente de manuels, d'insignes, etc.	2.151 15
Produit de la fête de 1883.....................	6.140 »
Bénéfice net sur ce qui est touché jusqu'à présent de celle de 1884.....................	13.048 55
En caisse au 1ᵉʳ mai 1883	8.503 45

Ce qui fait un total de Fr.   16.965 55

La dépense de l'Union des Femmes de France a été pour cette année de Fr. 19.709 se répartissant de la manière suivante:

Frais généraux.......................	7.836 60
Imprimerie	6.029 95
Matériel	863 05
Propagande.........................	282 50
Insignes	3.000
Enseignement......................	696 90
Don aux incendiés de la cité Joly.	500
Don aux victimes de la catastrophe de la rue Saint-Denis	500

Total Fr.   19.709 »
En le déduisant de nos recettes...   16.965 55

Il reste Fr.   27.256 55

Cette somme est représentée par 26.022 30
déposés au Crédit lyonnais, et .. 1.234 25
dans la caisse de l'Union.

Total égal Fr. 27.256 55

Le résumé de ce rapport, qu'il m'a fallu faire un peu long peut-être pour votre patience, nous montre donc la Société suivant une progression ascendante très accentuée, surtout depuis notre intiative au Tonkin, une réussite absolue dans tout ce que le comité a tenté, et un état de finances des plus florissants.

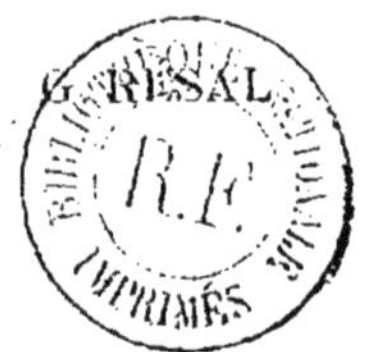

Corporation typographique assoc. ouvr., Ch. Dumont, directeur.
28, rue Saint-Lazare.